AF328196

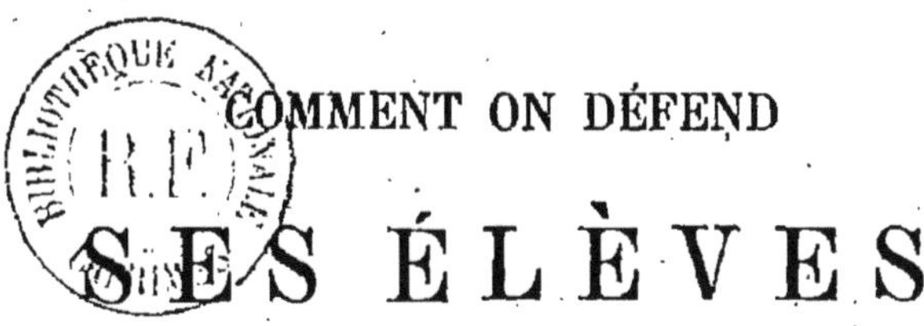

COMMENT ON DÉFEND

SES ÉLÈVES

Contre les Maladies scolaires et contagieuses

XXXXIV

COMMENT ON DÉFEND

SES

ÉLÈVES

CONTRE LES

MALADIES SCOLAIRES ET ÉPIDÉMIQUES

(La Lutte pour la santé dans l'École)

PAR LE

Dr J.-L. MORA

Officier de l'Instruction publique, Délégué cantonal
Lauréat de la Société d'hygiène de l'Enfance
Ex-médecin inspecteur du Service de la protection des Enfants du premier âge

Préface du Dr Achille LOMBARD

Officier d'Académie
Chevalier du mérite agricole
Professeur à l'Institut médical, Examinateur à l'Hôtel-de-Ville

10 FIGURES DANS LE TEXTE

Prix: 1 franc

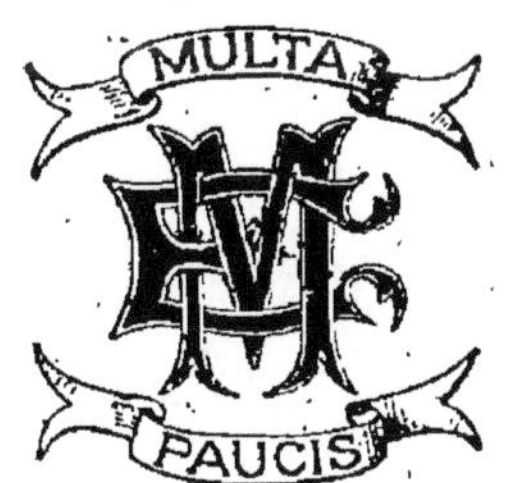

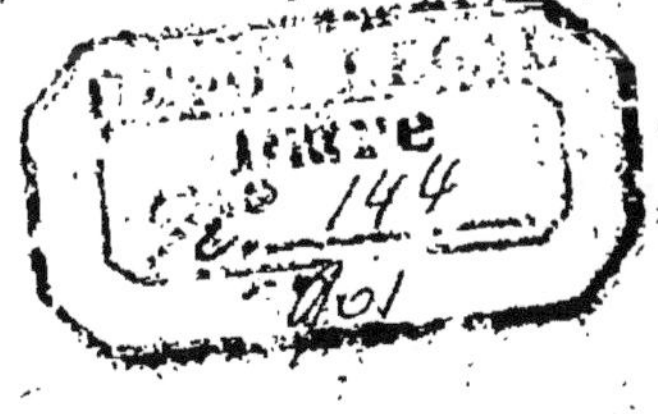

PARIS

ÉDITION MÉDICALE

29, RUE DE SEINE, 29

Tous droits réservés

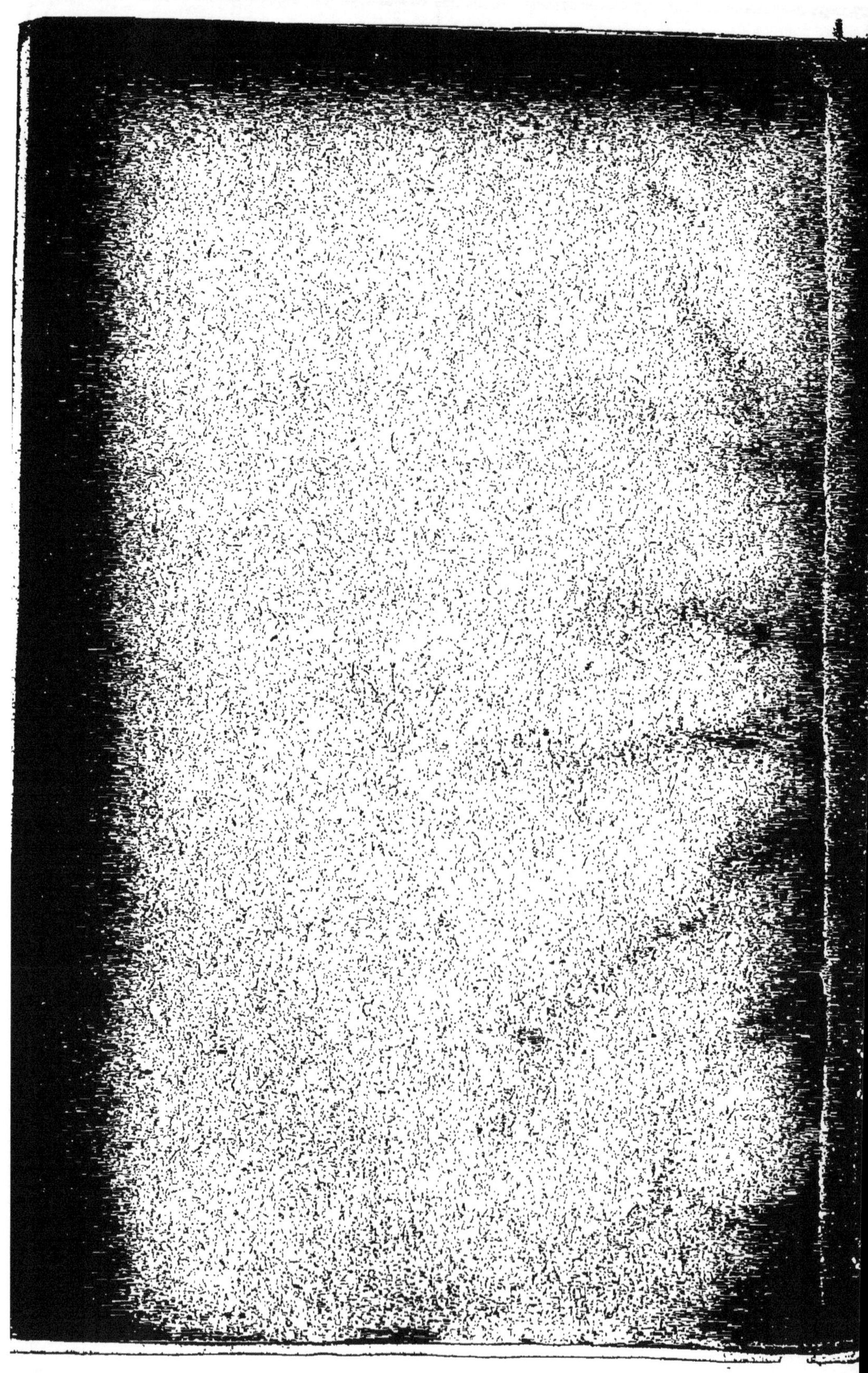

XXXXIV

COMMENT ON DÉFEND

SES

ÉLÈVES

CONTRE LES

MALADIES SCOLAIRES ET ÉPIDÉMIQUES

(La Lutte pour la santé dans l'École)

PAR LE

Dr J.-L. MORA

Officier de l'Instruction publique, Délégué cantonal
Lauréat de la Société d'hygiène de l'Enfance
Ex-médecin inspecteur du Service de la protection des Enfants du premier âge

—

Préface du Dr Achille LOMBARD

Officier d'Académie
Chevalier du mérite agricole
Professeur à l'Institut médical, Examinateur à l'Hôtel-de-Ville

—

10 FIGURES DANS LE TEXTE

Prix : 1 franc

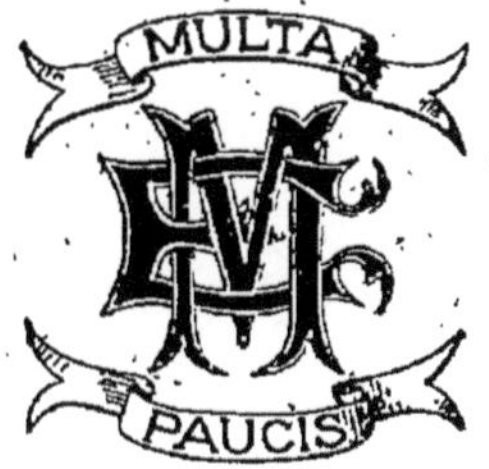

PARIS

ÉDITION MÉDICALE

29, RUE DE SEINE, 29

—

Tous droits réservés

PRÉFACE

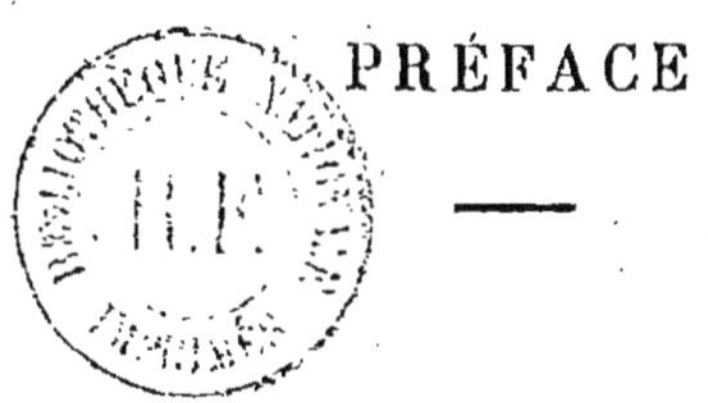

Le titre de ce nouveau volume de la série remarquable et si utile des « Comment on défend » se recommande de lui même au public et l'auteur est suffisamment connu par ses nombreuses publications sur l'hygiène, l'économie domestique et les articles qu'il publie, depuis plusieurs années, dans les revues scientifiques et politiques, pour que nous n'ayons pas la prétention d'ajouter quoi que ce soit à sa notoriété. — Telle est pourtant la raison qui m'a engagé à écrire cette courte préface, voulant être le premier à dire tout le bien que je pense de cet ouvrage dont l'auteur a bien voulu me communiquer les épreuves.

Je suis convaincu que tout le monde voudra lire ce livre qui contient sous une forme claire et attachante des notions précises sur la prophylaxie des maladies transmissibles dont sont menacées nos jeunes générations.

Lorsque les pouvoirs publics, émus de l'effroyable mortalité des enfants du premier âge, se sont décidés à voter l'excellente loi de la Protection à laquelle notre vénéré confrère, M. le Dr Roussel, a attaché son nom, on a vu la mortalité infantile baisser dans de notables proportions.

Ce sont des mesures semblables que notre excellent ami, le Dr Mora, voudrait voir appliquer dans chaque école de France où l'hygiène laisse encore tant à désirer. — Ce n'est pas tout d'édifier des bâtiments dont l'extérieur flatte agréablement l'œil, il importe que leurs dispositions intérieures soient conformes aux principes de l'hygiène moderne. Nous voulons être juste cependant et féliciter sincèrement le gouvernement de la République d'avoir donné à notre enseignement une impulsion féconde et cherché à améliorer en même temps et le régime et l'hygiène scolaires ; nous devons l'encourager dans cette voie et mettre au rang de nos plus vives préoccupations celle qui vise le bien-être et la santé de nos enfants.

Rien n'est plus à craindre que le surmenage qui ruine le corps et l'esprit : « Avant de faire de l'enfant un être instruit, disent MM. Dubrisay et Yvon, il faut en faire un être bien portant. » Telle est l'idée maîtresse qui est défendue dans son livre par M. le Dr Mora. — Du reste cette nécessité prophylactique préconisée par l'auteur, a frappé depuis longtemps beaucoup de bons esprits ; mais il faut y revenir sans cesse et aussi longtemps que les résultats n'auront pas répondu entièrement à notre attente. — C'est pour cela que nous devons savoir gré à M. le Dr Mora d'avoir une fois encore, attiré l'attention sur cette grave question.

C'est un devoir social auquel nul ne peut se soustraire et en présence des soucis que fait naître la décroissance constante de notre population, n'est-il pas de notre devoir, à tous, de mettre en commun nos efforts pour défendre nos jeunes populations?

N'est-ce pas encore servir la France que de coopérer à cette œuvre de défense par l'hygiène, si digne d'intérêt et si considérable dans ses résultats.

Dr Achille LOMBARD
Examinateur à l'Hôtel de Ville.

AVANT-PROPOS

Deux sortes de maladies peuvent atteindre l'enfant durant sa scolarité : les *maladies scolaires* et les *maladies contagieuses et parasitaires.*

C'est en réglementant l'hygiène de la construction scolaire et de l'aménagement intérieur que nous pourrons nous opposer à l'éclosion des maladies scolaires proprement dites ; c'est par l'hygiène préventive que nous défendrons nos enfants contre les maladies contagieuses et parasitaires auxquelles ils payent encore un si lourd tribut.

En décrétant le principe de l'instruction obligatoire, le gouvernement de la République a pour devoir de donner à la jeunesse, en même temps qu'une instruction suffisante, des locaux scolaires salubres. Ce n'est pourtant que depuis 1880 que l'on songea à réglementer la construction et l'ameublement des écoles primaires et il fut enfin décidé qu'aucune construction d'école ne pourrait avoir lieu sans que le conseil départemental d'hygiène ait formulé son avis, tant sur le *choix* de l'emplacement que sur les plans et devis des travaux. Nous voulons croire que l'on se conforme partout à ces mesures excellentes.

Les conditions hygiéniques que doit remplir toute école primaire comprennent en premier lieu : l'emplacement et la construction.

L'école doit être bâtie sur un terrain salubre et rien dans le voisinage, ne doit porter atteinte à l'hygiène, comme la stagnation des matières usées, une population trop dense, le voisinage des fabriques ou d'autres établissements d'où s'échappent des gaz délétères, des poussières nuisibles ou déversant dans le sol ambiant des *détritus dangereux*.

L'école devrait être éloignée des autres habitations et construite, si possible, sur un terrain perméable ; lorsque ce dernier est imperméable il importe de maintenir le niveau des eaux à une certaine profondeur au moyen d'un bon système de drainage permettant à l'eau de s'écouler vers la rivière ou le cours d'eau voisin et de remédier ainsi à l'humidité dont on connaît la fâcheuse influence. On ne doit pas bâtir d'écoles sur un *sol artificiel* de terres *rapportées* ; ce sol mouvant, mal condensé, est doublement dangereux par son peu de résistance et par les principes pathogènes qu'il peut contenir.

Les matériaux dont on se sert pour la construction devront être hourdés en mortier de chaux hydraulique ; on devra recouvrir le sol d'une matière imperméable qui empêche les germes nuisibles et l'eau de s'élever du sol dans l'habitation. Enfin les écoles seront disposées sur des caves spacieuses où l'air circule librement et empêche l'humidité de pénétrer dans les classes.

Chaque école sera pourvue d'un préau couvert ayant au minimum 1 m. 50 de superficie par élève, la hauteur étant de 4 mètres sous plafond ; la cour de récréation sera plantée d'arbres et aura une superficie de 5 mètres par élève pour les écoles primaires et de 3 mètres pour les écoles maternelles. Le sol doit être sablé, le gravier est plutôt dangereux.

Les cabinets d'aisance seront proportionnés au nombre des élèves ; il faut au moins quatre urinoirs et cinq cabinets d'aisance par cent élèves ; ils devront être abondamment pourvus d'eau. L'école doit être bien exposée et *bien aérée*; ne sait-on pas que la plupart des microbes périssent rapidement quand ils se trouvent exposés à la lumière solaire qui est le meilleur *microbicide* et l'agent par excellence de salubrité publique. Or on sait que la respiration d'un homme s'exerçant pendant une heure dans un air non renouvelé, met hors de service cinq mètres cubes d'air; si d'autre part on tient compte des émanations diverses qui peuvent encore altérer l'air en dehors des matières organiques et de l'acide carbonique, on peut porter à 10 mètres cubes par heure la quantité d'air pur nécessaire à chaque enfant. Il existe malheureusement un nombre considérable d'écoles qui sont dans un état déplorable, aussi bien à Paris qu'en province. Un journal parisien l'*Aurore* dénonçait récemment cette absence d'hygiène dans plusieurs écoles parisiennes. « Une, entre autres, disait-il, a le plafond si bas, 2 m. 80, et des dimensions si restreintes que les élèves (environ 35 ou 37) n'ont-pas plus de 1 m. 800 d'air à respirer. Encore cet air est-il vicié par la chaleur du poële et la lumière du gaz qui est allumé presque toute la journée en hiver. L'air et la lumière ne pénètrent dans cette classe que par *deux* petites ouvertures situées du même côté, de *deux mètres* carrés de surface chacune ». Que dire des écoles de province ? qui ne les a pas vues ne peut s'en faire une idée. On devra *lessiver* les murs intérieurs de l'école afin d'enlever les matières organiques qui s'y accumulent et qui peuvent être, à un moment donné, le point de départ des maladies très nuisibles dont elles renferment le germe. — Tous les ans, ces murs devront être grattés et peints de nouveau à l'huile — on emploiera à cet effet une peinture à base de vernis lisses et polis qui rendent les lavages plus faciles et plus efficaces au point de vue prophylactique. Il importe que les peintures et les siccatifs ne contiennent ni *plomb* ni *arsenic* dont on connaît la toxicité.

Le meilleur *système de chauffage* paraît être celui qui a été adopté par la ville de Paris, bien qu'il soit utile d'y apporter quelques modifications. En tout cas, l'usage des poëles où le feu est *directement* en contact avec la *fonte*, devra être interdit, chacun connaît les dangers de l'acide carbonique et de l'oxyde de carbone.

L'école doit être très claire et la lumière doit provenir de gauche.

Enfin la *sédentarité* doit être corrigée par des exercices physiques bien définis : exercice militaire, gymnastique, natation, escrime, etc., et surtout en plein air. — En général avant la 15ᵉ année, le travail imposant une plus grande tension de l'esprit, on ne devra pas exiger plus de deux heures de travail intellectuel. — La durée des classes ne devra pas excéder trois heures par jour pour les écoles maternelles et cinq heures pour les écoles primaires. L'étendue des programmes d'examen sera limité ; aux examens *encyclopédiques*, qui demandent un effort considérable de l'esprit, il faut substituer des examens *partiels*, fréquents, qui allègent l'intelligence et lui donnent le temps de bien saisir ce qui a été enseigné. Ces considérations sont basées sur l'expérience et sur la constatation qui ont été faites par le plus grand nombre des hygiénistes.

Quant aux exercices vélocipédiques, j'estime qu'il faut *attendre* que la *croissance* soit terminée avant de les permettre aux enfants ; il importe en effet que le système *osseux* ait acquis une *certaine résistance* pour qu'il ne soit pas exposé à se déformer à la suite de ces exercices.

On ne devrait plus avoir l'occasion de reprocher à l'école de ne se préoccuper que du développement intellectuel de l'enfant, en négligeant le côté physique qui est, à mon avis, la préoccupation urgente.

« Si l'on arrive à rendre un enfant robuste et physiquement bien développé jusqu'à la puberté, dit Rousseau, ses progrès intellectuels seront ensuite plus rapides. » Il faut mesurer mieux qu'on ne le fait nos prétentions en éducation, à la force et à la résistance de l'organisme des enfants pendant les diverses phases de leur développement ; il faut nous inquiéter davantage de leur santé et de leur vigueur. — Il y a cent ans que le père de l'hygiène scolaire, Jean Pierre Franck, a demandé que « l'on n'épuise pas chez l'enfant les forces de l'homme à venir. »

SES ÉLÈVES

Contre les maladies scolaires et contagieuses

I

MALADIES SCOLAIRES

La disposition des bancs et des tables, l'éclairage diurne et nocturne ont une influence considérable sur la genèse des maladies et des difformités corporelles dont nous nous occupons ici. — Telle est la raison pour laquelle on leurattribue plus spécialement la dénomination de *maladies scolaires*. — Il en est deux surtout qui tiennent incontestablement au milieu où se trouvent les écoliers : la *myopie* et les *déformations corporelles*.

Myopie. — Admirables instruments d'optique, les yeux sont destinés à reproduire et à concentrer les images des objets sur les filets terminaux du nerf optique. — La *lecture habituelle* à une trop courte distance et l'inclinaison de la tête en avant, sont des causes de myopie ; elles ont pour effet d'exagérer la courbure de la cornée et la réfringence des milieux de l'œil ; elle s'observe fréquemment dans les écoles qui sont le plus mal partagées sous le rapport de l'éclairage : en effet, lorsque celui-ci est insuffisant ou mal distribué, la vision des objets est moins nette et force l'élève à se rapprocher de ses livres ou de ses cahiers pour y mieux voir et contribue au développement de la myopie en accentuant l'influence du *spasme accomodatif* qui vient s'ajouter à celle de l'inclinaison de la tête en avant (voir fig. 7, page 24).

Les livres doivent être bien imprimés et leurs caractères doivent être lisibles à trente centimètres au minimum. — La hauteur de caractères ne doit jamais être inférieure à 1 millimètre 5.

On a imaginé différents appareils pour remédier à ces influences, (voir fig. 5, page 24). Relativement aux exercices, les élèves myopes devront éviter ceux qui amènent l'afflux du sang à la tête et s'abstenir de porter des lunettes pendant ces exercices. Ceux dont la myopie est très accentuée, éviteront les exercices violents, tous les mouvements enfin qui congestionnent la tête ; on devrait établir dans chaque école un système de fiches indiquant l'état de la vue de tous les élèves.

Voici en résumé les conseils que donne le Dr G. Martin au point de vue étiologique et prophylactique dans le *Journal du Médoc*, Bordeaux : la fréquence de la myopie, dit-il, est en raison inverse du temps réservé aux exercices physiques, elle s'abaisse, elle s'arrête fréquemment dans sa marche chez les écoliers qui se livrent habituelle ment aux exercices physiques. La myopie est plus fréquente chez les jeunes filles qui mènent une vie sédentaire ; elle est plus rare au contraire à la campagne où la vie plus active en plein air contrebalance largement la sédentarité scolaire.

Une instruction trop hâtive favoriserait encore cette maladie. Enfin, le Dr G. Martin conclut en demandant une *réduction* des heures consacrées au travail intellectuel et une plus longue durée des récréations et des exercices physiques.

Les écoles maternelles, enfantines, les salles d'asile ne doivent avoir d'autre préoccupation que les jeux et l'éducation physique des enfants.

Quant à l'enseignement proprement dit, il insiste pour qu'il ne soit donné qu'aux enfants âgés de sept ans révolus.

BIBLIOTHÈQUE NATIONALE R. F. IMPRIMÉS

DÉFORMATIONS CORPORELLES

Ces déviations portent principalement sur la colonne vertébrale. Lorsque les tables sont trop basses, l'enfant a une tendance marquée à *courber le dos* et à faire saillir l'épaule droite quand il écrit ; cette voussure produit l'étroitesse du thorax, la compression de l'estomac et par suite une entrave sérieuse au fonctionnement des organes. (Fig. 2, page 24.)

Cyphose. — On cite une école située dans un pays voisin de notre frontière de l'Est, dans laquelle on comptait sur 700 élèves, 640 qui présentaient à des degrés divers, cette déformation du squelette.

En France, on a observé une moyenne de 30 pour cent. La pesanteur jouerait un rôle capital dans la production de cet état : « Les enfants qui fréquentent les écoles et particulièrement les jeunes filles, dit M. Rochard, sont à l'âge de la croissance et les muscles de la colonne vertébrale n'ont pas encore acquis toute la vigueur qu'ils auront plus tard ; ils se fatiguent à maintenir la colonne vertébrale dans sa rigidité, le corps s'affaisse dans une pose de nonchalence et quand on condamne à l'*immobilité forcée* des enfants à qui leur nature et leur constitution imposent le besoin de remuer sans cesse, quand on les force de rester assis pendant six heures chaque jour, il n'est pas surprenant qu'ils prennent une attitude affaissée et qu'ils se déforment ainsi. »

Les autres déviations sont les suivantes :

La Lordose qui est caractérisée par un enfoncement marqué des reins. On l'observe fréquemment chez les marchandes qui poussent devant elles leurs petites voitures chargées de marchandises. Elle se produit chez les écoliers qui se trouvent dans l'obligation de se renverser également en arrière, parce que leur table est trop élevée ou trop rapprochée du banc sur lequel ils sont assis. La lordose est plus commune chez les filles et elle a sur leur santé les conséquences les plus déplorables à tous les points de vue.

La Scoliose est caractérisée par une déformation *latérale* de la colonne vertébrale ; de toutes les déviations, c'est certainement la plus fréquente. J'en ai observé un grand nombre de cas, aussi bien à la ville qu'à la campagne ; elle survient chez des enfants qui ont porté pendant un certain temps un fardeau quelconque, souvent un enfant du même côté. Les écoliers qui sont obligés d'écrire sur une table *trop élevée* ou de se plier à des méthodes d'écriture qui ont pour effet d'obliger la colonne vertébrale à se contourner, y sont trop souvent exposés.

Toutes ces déformations, lorsqu'elles sont très prononcées, déterminent une gêne mécanique de la respiration et de la circulation, et ont une influence indéniable sur la production d'affections graves, soit du côté du cœur ou des poumons.

Pour prévenir de tels accidents, il faut abréger la durée du travail aussi bien chez les jeunes ouvriers que chez les écoliers.

Pour redresser le squelette déformé, la gymnastique, les jeux en plein air, le service militaire et enfin l'orthopédie médicale donneront, dans bien des cas, les plus heureux résultats.

Partout où le mobilier scolaire sera trouvé défectueux, il ne faut pas hésiter à le remplacer sans tenir compte des prétextes budgétaires que l'on pourra invoquer. Il faut donner aux tables et aux bancs des dimensions rigoureusement en rapport avec la taille des élèves ; rendre les sièges indépendants à dossiers et placés de telle sorte que leur bord antérieur soit sur la même verticale que le bord antérieur de la table. Il faut interdire les tables horizontales et mettre à la disposition des enfants, des pupitres inclinés de 15° pour l'écriture. (Fig. 3, page 24.)

Pour être exempte d'inconvénients, l'attitude de l'*élève assis* doit être telle que le tronc soit maintenu dans une *position verticale*, la colonne vertébrale n'étant contournée ni à droite ni à gauche et la tête à peine légèrement penchée en *avant*; que les pieds reposent sur le plancher, la jambe formant un angle droit avec la cuisse, et celle-ci avec le tronc.

« Pour corriger ou prévenir ces déviations corporelles, dit le Dr Rochard, il faut interrompre plus souvent qu'on ne le fait, les travaux que nécessitent la position assise. Les récréations devront se prolonger au-delà d'un quart d'heure après un cours de trois heures. L'écriture penchée qui oblige l'élève à prendre une attitude vicieuse doit être interdite. Les enfants seront assis carrément bien en face de la table, de telle façon que le poids du corps ait un solide point d'appui sur les ischions et que les deux avant-bras soient appuyés sur la table dans une égale longueur. Le papier doit être droit, maintenu par la main gauche et le maître doit enseigner l'écriture droite à pans verticaux. En résumé : *Ecriture droite sur papier droit, corps droit.*»

En jetant un coup d'œil sur les figures ci-jointes que je dois à l'obligeance de M. L. Nisius, inventeur du mobilier scolaire perfectionné qui porte son nom et qui est en vente à la Librairie Ch. Delagrave, 15, rue Soufflot, chacun pourra se faire une idée très nette de l'attitude physiologique et hygiénique que doit prendre l'écolier lorsqu'il écrit. Le *tuteur* contre la myopie a l'avantage non seulement de remédier à ce grave et trop fréquent désordre de l'accomodation, mais de forcer en même temps l'élève à se tenir bien droit, conformément aux règles que nous avons établies d'autre part. Enfin il est une dernière série de figures sur lesquelles j'appelle tout spécialement

l'attention ; elle comprend un profil fort bien imaginé par M. Nisius, indiquant la grandeur de 6 types de tables-bancs appropriés à toutes les tailles des
enfants de 2 à 18 ans, et répondant bien au but
hygiénique et prophylactique que nous poursuivons ;
j'ajoute que le mobilier scolaire L. Nisius a obtenu
à l'Exposition universelle de 1900, une Médaille d'or,
la plus haute récompense qui pouvait être donnée.

Mais en dehors des écoliers, il était naturel de
songer aussi aux jeunes gens et aux jeunes filles
surtout, qui reçoivent l'éducation en famille ou qui,
rentrés du lycée ou de l'école, ont à faire leurs
devoirs à la maison. Tout comme en classe, ils ont
besoin de travailler sur des tables en rapport avec
leur taille, sous peine de contracter les mêmes déviations physiques qu'en classe. C'est à leur intention
que le même inventeur a créé l'ingénieuse « table-
banc hygiénique familiale » dont nous donnons deux
clichés (fig. 9 et 10, page 24) pour faire comprendre
comment elle s'adapte à volonté à la taille des enfants
et permet de redresser les attitudes vicieuses, si fréquentes, et dont les parents s'aperçoivent souvent
trop tard, quand le mal est irrémédiable.

ÉCOLES

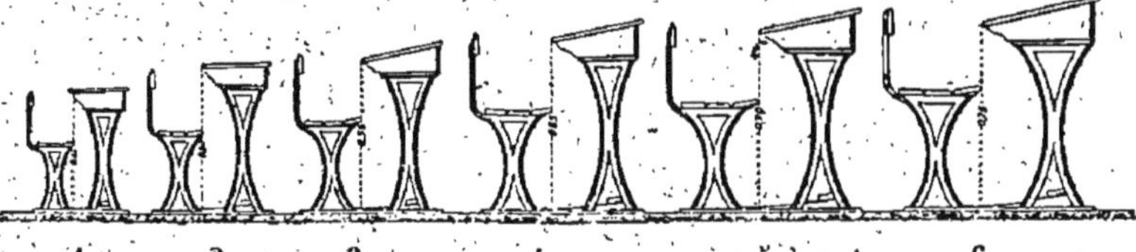

Fig. 1. — Graphique des 6 types de tables-bancs pour école

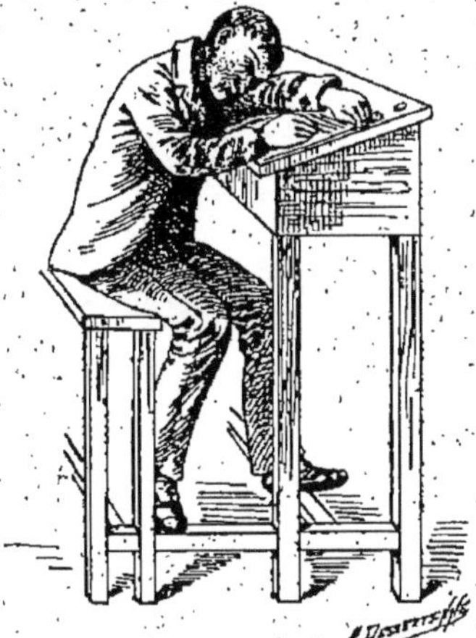

Fig. 2. — Ancien mobilier
(attitude vicieuse)

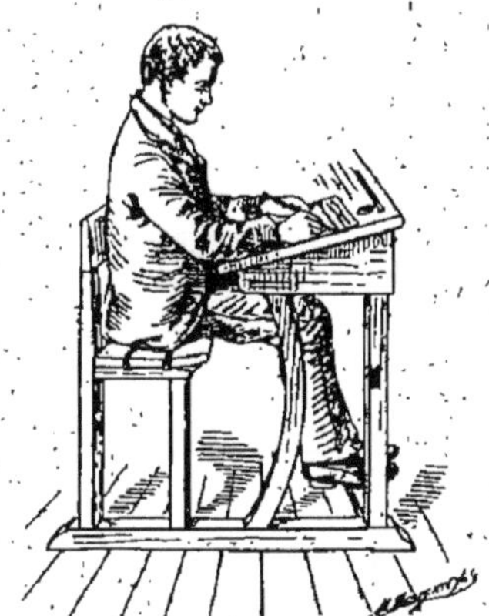

Fig. 3. — Nouveau mobilier Nisius
(attitude correcte).

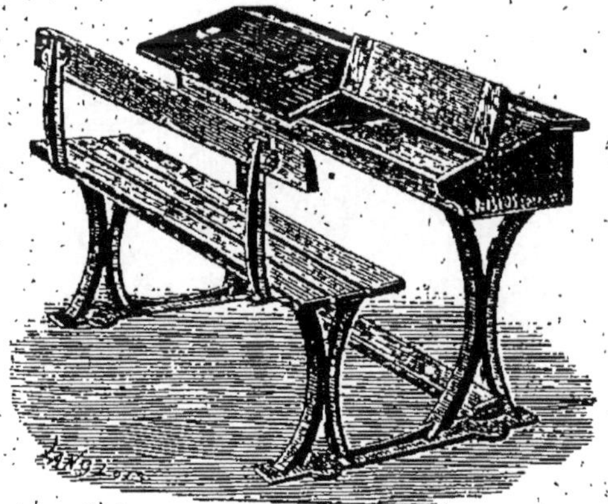

Fig. 4. — Table-banc perfectionnée à 2 places
(système L. Nisius)

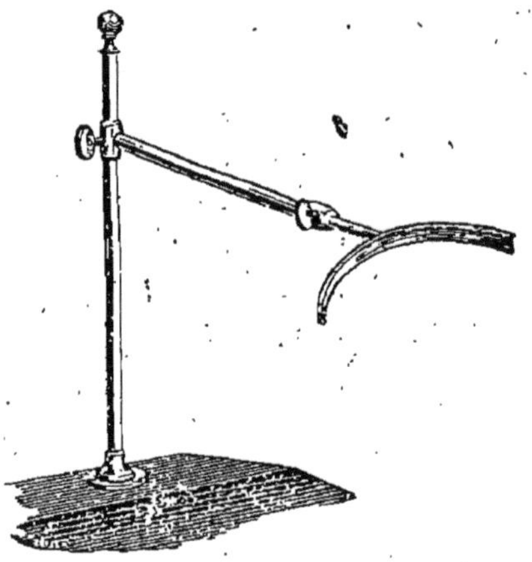

Fig. 5. — Tuteur L. Nisius contre la myopie

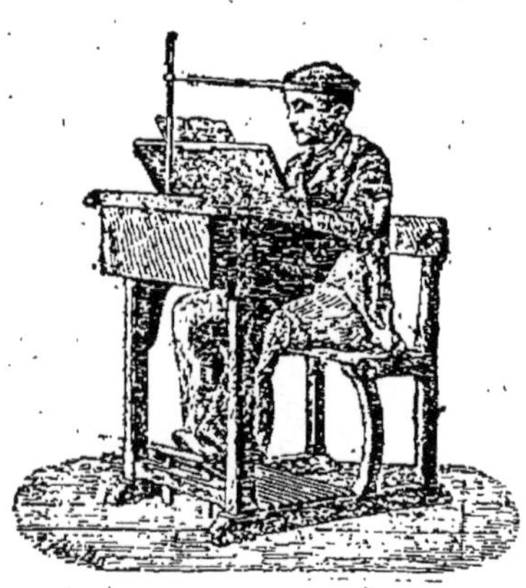

Fig. 6. — Tuteur placé sur une table

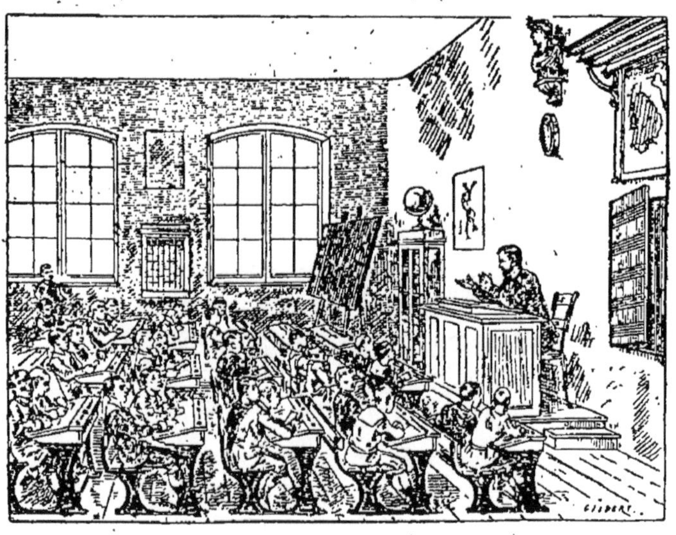

Fig. 7. — Disposition normale de l'éclairage et du mobilier d'une classe
(Modèle L. Nisius)

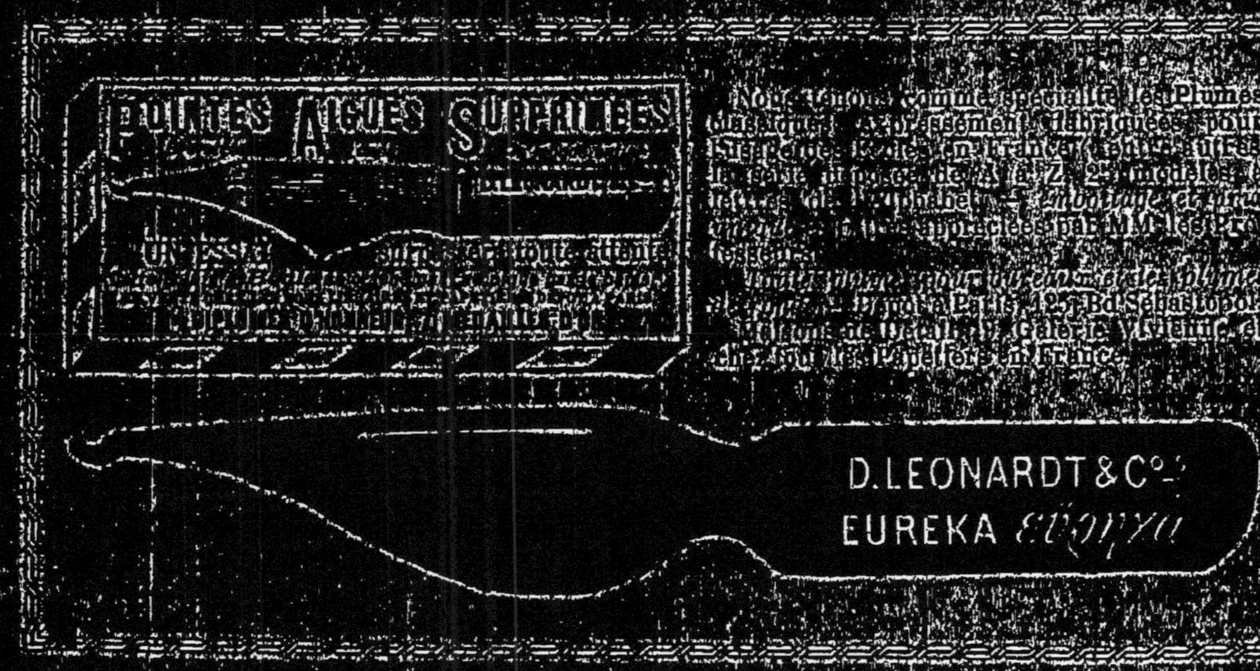

POINTES AIGUES SUPÉRIEURES
D. LEONARDT & Cº.
EUREKA

MENTHOL VAN DENN

Antisepsie rigoureuse de la Bouche
Détruit tous les micro-organismes

Jusqu'ici, tous les dentifrices dont on a fait usage se ressemblaient et n'étaient, en définitive, que des produits fort agréables de parfumerie.

Qu'importaient les variétés d'essences ? L'effet actif est nul et le choix du produit auquel on réservait ses faveurs n'était déterminé que par la préférence que l'on donnait au parfum ou à la saveur.

Avec les progrès actuels de la science, *il serait puéril de faire de l'hygiène, dont le rôle est de prévenir les maladies, une simple question de goût !*

Il fallait donc, de toute nécessité, trouver une formule qui se substituât catégoriquement aux devancières, absolument inefficaces.

Certes, il est facile aujourd'hui d'appliquer la théorie moderne, la seule vraie.

C'est ce que nous avons fait. Nous avons ajouté aux formules agréables, les substances nécessaires à une antisepsie rigoureuse de la bouche.

L'usage journalier de notre produit préservera de la carie dentaire, maintiendra la fraîcheur de l'haleine en détruisant les fermentations, et arrêtera même la propagation des micro-organismes qui, on le sait, pénètrent dans l'économie par la cavité buccale, sans parler des maux de gorge, amygdalites, granulations, etc., qui seront enrayés.

MODE D'EMPLOI

Matin et soir, à la rigueur après chaque repas, surtout si l'on porte un appareil, une cuillerée à café de **Menthol Van Denn** dans un quart d'eau tiède. Se brosser les dents, se laver la bouche et se gargariser ; en temps d'épidémie faire des *Sprays* nasaux avec du Menthol étendu d'eau.

DÉPOT :

PRINCIPALES PHARMACIES DE FRANCE ET DE L'ETRANGER

Le flacon, 1/4 de litre **3 fr. 50** | Prix du litre....... **12** fr.

Envoi franco adressé contre un mandat au journal l'*Edition Médicale*, 29, rue de Seine, PARIS.

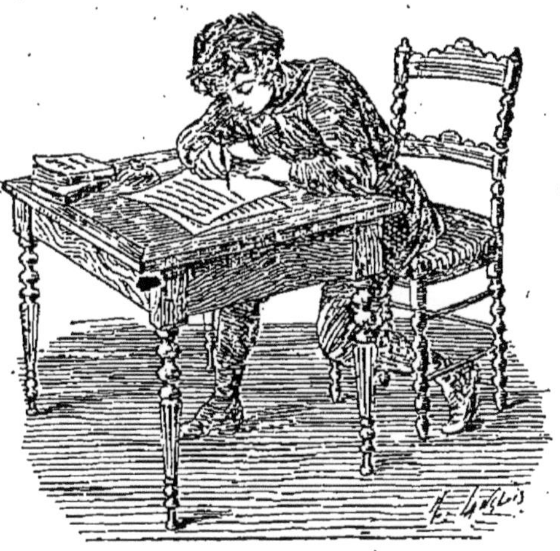

Fig. 8. -- Table plate, siège mobile
(attitude vicieuse).

Table-banc hygiénique familiale (système L. Nisius)

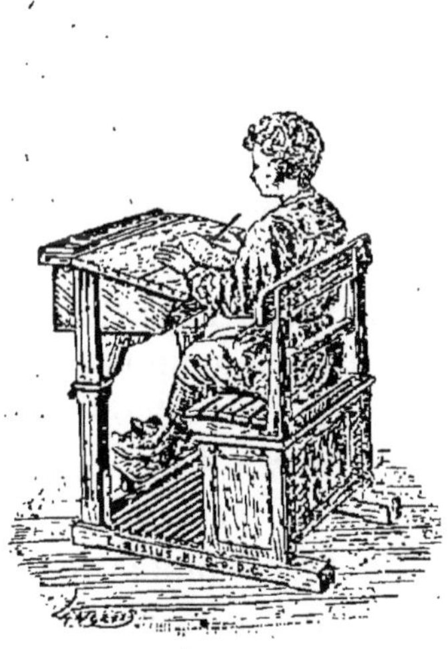

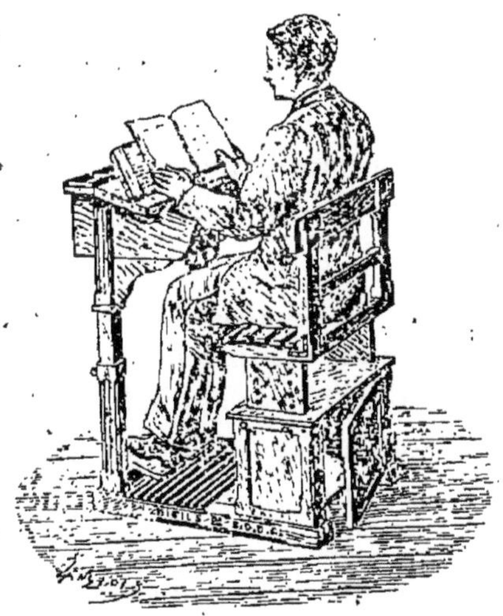

Fig. 9. -- Table-banc disposée pour
enfant écrivant.

Fig. 10. -- La même Table-banc disposée
pour adulte lisant

La Table-banc fig. 9 et 10 s'adapte à toutes les tailles et à tous les âges.

III

TROUBLES DE L'OUIE

Le nombre d'enfants qui sont atteints d'affaiblissement de l'ouïe est assez considérable ; on a trouvé une proportion de 25 pour 100. Il est donc de toute nécessité que chaque élève à son entrée à l'école, soit examiné attentivement sous le rapport de l'*audition en classe* ; si l'on constate qu'il n'entend la voix qu'à *trente* centimètres, il devra être placé aux premiers bancs. Placé plus loin, l'enfant qui est atteint d'un commencement d'affaiblissement de l'ouïe, fera de grands efforts pour saisir la parole du maître, et plus cette tension permanente aura lieu, plus les symptômes de surdité iront en augmentant.

Une cause assez fréquente de surdité est l'écoulement de l'oreille qui est due à des causes diverses : constitution lymphatique, affections rhumatismales ; maladies de la gorge et du nez dont l'inflammation se propage facilement au conduit auditif interne venant déboucher dans l'*arrière-gorge*, derrière les amygdales si souvent atteintes chez les enfants ; et à ce sujet je ne saurai trop m'élever contre la fâcheuse habitude qu'ont beaucoup de personnes de laisser aller leurs enfants jambes nues en toute saison, le refroidissement de ces parties ayant une influence fâcheuse sur la gorge. Le moindre écoulement d'oreilles doit être signalé par l'instituteur afin que l'on puisse *remédier au plus tôt* à cet état pathologique non seulement dans l'intérêt du petit malade, mais dans celui de ses camarades qui pourraient être à leur tour contaminés.

Goitre. — Cette infirmité, bien que plus rare, est aussi la conséquence d'une attitude vicieuse en forçant le sang à stagner plus longtemps qu'il ne faut dans les vaisseaux du cou ; ceux-ci se trouvant comprimés, la circulation du sang se trouve gênée et produit l'engorgement et l'augmentation du corps thyroïde, glande située à la partie antérieure du cou au devant du larynx ; elle peut acquérir un volume considérable et donner lieu à des accidents sérieux par la compression qu'elle exerce sur l'œsophage, la trachée, les vaisseaux et les nerfs.

IV

MALADIES CONTAGIEUSES,

L'agglomération de nombreux enfants dans un même local favorise à un haut degré la transmission des maladies contagieuses si fréquentes dans l'enfance. Il importe donc de formuler des règles précises pour mettre l'école à l'abri de la contagion qui peut, non seulement atteindre les écoliers, mais les populations voisines. L'enfant doit être en mesure de réagir contre les multiples ennemis qui le guettent. — Plus il sera bien portant, plus il réagira avec efficacité contre ces influences nuisibles. — Il est en effet démontré que lorsque notre vitalité est diminuée, par une mauvaise hygiène, les privations de toutes sortes, le surmenage physique ou intellectuel, l'alcoolisme, les dépressions morales, le chagrin, le froid, la maladie a plus de prises sur nous, le *terrain* est alors tout préparé par la culture des principes pathogènes (microbes) répandus autour de nous et en nous.

On pourra s'étonner sans doute que l'organisme puisse résister à tant de causes de destruction. — C'est que le corps humain est pourvu de puissants moyens de défense dont nous devons encore exalter l'énergie afin d'acquérir cette immunité plus ou moins durable dont nous connaissons maintenant le mécanisme grâce aux travaux remarquables de Metchnikoff. — C'est lui qui le premier mit en évidence le pouvoir phago-cytaire de certaines cellules. — Augmenter la puis-sance des cellules de défense fixes ou mobiles, se sous-traire par l'hygiène aux influences de la contagion en atténuant le plus possible la virulence des germes, améliorer notre état organique, c'est préparer un *terrain de resistance* capable d'entraver le développe-ment des germes. Or les écoliers sont exposés plus que les adultes et même que les jeunes gens, à subir l'influence de certains contages contre lesquels notre devoir est de les défendre.

La déclaration de ces maladies et des autres affec-tions épidémiques a été rendue *obligatoire* par la loi du 30 novembre 1892.

La plupart des maladies contagieuses infantiles pré-sentent, à leur début, quelques caractères *communs* qui, à défaut d'un diagnostic précis qui ne peut être fait que par le médecin, permettront néanmoins au maître de pouvoir reconnaître, dès le début, ce qui est très important au point de vue *prophylactique*, l'op-portunité de *l'isolement* des enfants qui accusent le moindre malaise ou qui auraient simplement *l'air indisposés*, — Il doit, chaque jour, se rendre compte de leur état de sa santé, en leur posant cette question ; « qui d'entre vous est souffrant » et renvoyer l'élève s'il le juge à propos. On éviterait ainsi que la contagion s'introduise à l'école. Le maître devra redoubler de vigilance lorsqu'une maladie contagieuse règne dans une localité.

Il est inutile que l'instituteur possède des notions de pathologie qui pourraient l'égarer, il suffit qu'il connaisse les signes *précurseurs* des différentes maladies contagieuses qui attaquent le plus souvent les écoliers.

Les *Maladies fébriles* qui sont si communes dans l'enfance, sont les affections *eruptives*. Donc tout enfant atteint de fièvre sera éloigné de ses condisciples ; cette fièvre se reconnaîtra à l'augmentation de la température du corps, à l'accélération du pouls ; à ces deux signes, il faut ajouter les frissons, la sueur, la soif, le manque d'appétit ; l'enduit blanchâtre de la langue, la coloration du visage ; le malaise général ; le mal de tête. Ces signes sont communs à la plupart des maladies enfantiles que nous citerons par ordre de fréquence :

La rougeole, la scarlatine, la variole ou petite vérole ; la varicelle, ou petite vérole volante ; les oreillons, l'angine couenneuse ou diphtérie, la stomatite ulcéreuse, la fièvre typhoïde, la dysenterie, le choléra, la coqueluche, la grippe, la tuberculose, la méningite cérébro-spinale, exigent le renvoi de l'école des enfants qui en sont atteints même au début, ce qui sera en somme le cas le plus fréquent. Les autres maladies non fébriles qui peuvent atteindre les enfants sont : les inflammations contagieuses des yeux, les maladies parasitaires, la gale, due à un parasite animal, les teignes qui ont pour origine un parasite végétal. Enfin les névroses *contagieuses par imitation*, comme l'épilepsie, l'hystérie, la chorée, nécessitent aussi le plus souvent l'exclusion des enfants qui'en sont atteints.

La Rougeole s'annonce par un malaise général ; fièvre, éternuements et larmoiement ; le catarrhe des voies *aérienne* et *oculaire* est un signe constant ; au bout de deux ou trois jours apparaissent au *menton* et à *la face*, de petites taches rouges qui ne tardent pas à se généraliser par tout le corps. — La rougeole est une des affections les plus répandues, parce qu'elle est une des plus contagieuses. — Son germe se trouve dans les larmes, le mucus nasal, dans la fine poussière qui se détache du malade et il se transmet aussi par les habits, les locaux, les personnes et les objets ayant servi au malade. — L'air peut transmettre la contagion dans un certain rayon. L'enfant devra garder la chambre pendant un mois 1/2 en moyenne.

Il ne devra rentrer à l'école que lorsque l'épiderme sera tout à fait détaché; tous les objets qui auront été en contact avec lui seront passés à l'étuve.

La Scarlatine s'annonce par un malaise extrême, des frissons, une fièvre ardente accompagnée d'un *mal de gorge* violent, de maux de tête, de troubles gastriques, de vomissements, puis apparaît l'éruption qui se fait très rapidement ; elle est caractérisée par une *rougeur écarlate* qui envahit bientôt toute la surface cutanée ainsi que la muqueuse *buccale* et *pharyngée*. Son germe morbide a une *puissance et une résistance* extraordinaires. Le scarlatineux reste dangereux pendant longtemps, pendant au moins six semaines.

Tout enfant atteint de scarlatine ne devra rentrer à l'école qu'après un délai de 40 jours au minimum. Ce qu'il y a de plus à craindre, au point de vue de la contagion, ce sont les lamelles épidermiques qui peuvent porter le germe de la maladie et autour du malade et loin de lui. Voici un exemple entre tous, raconté par le Dr Senne : Une dame qui venait d'avoir la scarlatine écrit à une amie et, tout en écrivant, elle se plaint d'être obligée de souffler sur son papier pour en chasser les pellicules qui se détachent de ses mains. Cette lettre est envoyée à l'amie qui habite la Bretagne. Celle-ci déploie et lit la lettre avec sa fille. Toutes les deux prennent la scarlatine et la fille meurt.

Variole ou petite vérole. — Partie de l'Asie, qui paraît être son berceau, la variole envahit toute l'Europe à l'époque des croisades. Elle débute par de la fièvre, des vomissements, des *douleurs de reins*; après deux ou trois jours, l'éruption commence par la *face*. Le malade peut communiquer la maladie pendant *toute la durée* de l'éruption et aussi longtemps que les croûtes qui ont succédé aux boutons pustuleux persistent, car il semble bien établi que ce sont celles-ci qui peuvent semer la contagion.

Une première atteinte confère ordinairement l'immunité ; cependant, il y a des exceptions ; on sait par exemple, que Louis quinzième du nom, après avoir contracté la petite vérole dans son jeune âge, fut emporté par cette maladie à 75 ans. Le virus variolique se conserve pendant un *temps assez long* ; des fossoyeurs ont pu contracter la variole en exhumant des cadavres de varioleux ensevelis depuis *15 ans* ! Le moyen le plus sûr de l'éviter, est la vaccination dont personne ne saurait sérieusement nier l'efficacité. En 1811, il mourait en France 150.000 varioleux. Partout où les vaccinations et les revaccinations sont pratiquées, les cas de variole sont insignifiants. On a vu l'armée prussienne admirablement vaccinée en 1870, échapper presque entièrement à la variole qui sévissait dans les armées en présence ; on a relevé pendant cette néfaste campagne les chiffres des décès par variole dans les deux armées ; ils sont tristement éloquents : armée française 23.469 ; armée allemande 314 ! !

Tout enfant qui aura contracté la petite vérole, ne devra rentrer à l'école que 40 jours après les premiers symptômes de la maladie et après s'être *muni* d'un certificat médical constatant que tout danger de contagion a disparu.

VARICELLE. — Cette fièvre éruptive contagieuse, diffère de la variole par les caractères suivants : elle ne confère aucune immunité ni pour la variole ni pour la vaccination. Son inoculation ne donne aucun résultat, elle est en général peu grave ; l'éruption ne se fait pas d'emblée ; elle se compose de *bulles* de la grosseur d'un petit pois, remplies d'un liquide clair, puis purulent ; elles s'affaissent, se dessèchent et sont remplacées par des croûtes noirâtres, elles ne sont pas *ombiliquées* comme dans la variole.

Oreillons. — Maladie fréquente, *contagieuse*, se montrant très souvent d'une manière épidémique au printemps ou à l'automne chez les enfants et les jeunes gens, dans les écoles, les régiments ; elle est caractérisée par un gonflement situé le long du cou, derrière la mâchoire inférieure, au-dessous de l'oreille. L'écolier devra être éloigné de l'école jusqu'à complète guérison. Le traitement est avant tout hygiénique.

Angine couenneuse ou diphtérique. — Dès qu'un enfant se plaindra de la gorge, il faudra le faire examiner au plus vite par le médecin ; si le mal est insignifiant, il en sera quitte pour rester trois ou quatre jours à la maison ; s'il est plus grave, on sera en mesure de le combattre dès le début.

L'angine diphtérique s'annonce *insidieusement* comme un simple mal de gorge, mais bientôt apparaissent sur les amygdales, la luette, le voile du palais, s'étendant trop souvent vers le larynx et les fosses nasales, des *membranes* de couleur blanchâtre, très adhérentes, avec un *engorgement douloureux*, des ganglions du cou. Le microbe de cette redoutable maladie est connu ; il a été isolé d'abord par Klebs et plus tard par Lœffler qui lui a donné son nom. La maladie se transmet par l'eau, l'air des hôpitaux, des écoles, par les voitures servant au transport des malades. Les objets qui ont été souillés par les membranes où siège l'agent infectieux, la salive du malade conservent pendant *très longtemps* le pouvoir contagieux ; les membranes fraîches peuvent être détruites par une température de 60 degrés ; desséchées, elles résistent à une température de 100 degrés. L'étuve seule peut détruire le virus.

L'extrême résistance du bacille de Lœffler repose sur nombre d'observations précises. Ici, c'est un jeune enfant qui succombe à l'angine couenneuse *deux ans* après la mort d'un jeune frère atteint de dipthérie, pour avoir couché dans la chambre de ce dernier. Il faut ajouter que le local avait été fermé et n'avait pas été désinfecté d'aucune manière ; ailleurs, ce sont d'autres enfants succombant *successivement* à la maladie, pour avoir couché dans un berceau occupé par un enfant diphtéritique. On ne prendra donc jamais trop de précautions contre la contagion d'un virus aussi tenace.

L'enfant guéri ne devra être mis en contact avec d'autres enfants qu'après une désinfection complète de tout ce qui lui aura servi et la constatation bactériologique que la salive ne contient plus le bacille meurtrier ; mais nous possédons maintenant grâce aux recherches du Dr Roux, une puissante médication dans le sérum du cheval immunisé, qu'il importe d'employer dès le début du mal et même par mesure prophylactique.

L'eau oxygénée à 15 0/0 en gargarismes et en applications directes sur les amygdales, à l'aide d'un stylet, donne d'excellents résultats.

STOMATITE ULCÉREUSE. — Cette maladie est assez fréquente chez les enfants ; l'encombrement, l'humidité, la mauvaise alimentation ou les écarts de régime en sont les causes ordinaires ; elle règne souvent d'une manière épidémique et la contagion contribue puissamment à la propager. Le malade ressent comme une brûlure dans la bouche, dont l'intérieur est rouge, puis, bientôt, se développent sur les bords des gencives, des lèvres, des joues et du voile du palais, des *ulcérations* grisâtres saignantes qui ont une tendance à gagner en étendue et en profondeur.

La fétidité de l'haleine est caractéristique et constante ; la durée de la maladie est d'une quinzaine de jours environ.

FIÈVRE TYPHOÏDE. — Cette maladie débute rarement d'une *manière brusque*. Elle s'annonce pendant quelques jours par un malaise général : perte de l'appétit et des forces. Bientôt la fièvre apparaît avec *mal de tête* intense, des frissons, du saignement de nez, etc. Les complications sont aussi nombreuses que variées.

La théorie de l'origne hydrique de la fièvre typhoïde étant acceptée maintenant par tous, il importe que tous les établissements d'instruction soient pourvus d'eau *potable* et *pure*, c'est-à-dire ne contenant aucun *germe vivant*, et qu'elle soit à l'abri de toute souillure. Il est en outre de toute nécessité d'isoler les malades dans des chambres peu garnies de meubles ; on choisira de préférence un lit de fer sans rideaux. Les linges qui ont servi au malade seront désinfectés et changés fréquemment.

La chambre sera fermée pendant 24 heures au moins après le départ du malade, puis désinfectée au moyen de l'acide sulfureux. Elle sera lessivée à l'eau phéniquée, repeinte à neuf et blanchie si cela est possible.

Dysenterie. — Dans nos pays tempérés, la dysenterie est le plus souvent bénigne ; dans la forme épidémique elle acquiert une gravité excessive ; elle est contagieuse et il est nécessaire d'empêcher l'enfant dont les besoins d'aller à la garde robe sont *fréquents*, de se rendre dans les cabinets d'aisance fréquentés par ses condisciples. Du reste s'il est atteint de cette diarrhée spéciale, il ne tardera pas à abandonner l'école.

Choléra. — Maladie épidémique dans l'Indoustan le choléra peut, d'un moment à l'autre, quitter les bords du Gange pour se répandre dans d'autres régions. Il suffit qu'un seul microbe soit remisé sur un navire ou sur le vêtement d'un individu, pour donner naissance à l'épidémie. Le premier symptôme qui éveille l'attention est le flux de ventre, dès qu'apparait cette diarrhée *premonitoire*, il faut l'enrayer au plus vite. Les malades devront être *isolés*. Il faut désinfecter *tout* ce qui vient du malade à l'étuve, à l'aide de la vapeur d'eau de 100 à 150° sous pression ou au moyen d'acide sulfureux.

COQUELUCHE. — Parmi les affections des voies respiratoires, c'est celle qui se propage avec le plus d'intensité, parce qu'elle est extrêmement contagieuse. C'est un rhume au début qui ne tarde pas cependant à prendre une allure particulière et caractéristique; la toux devient *violente*; elle est suivie d'une *inspiration longue* et *sifflante* et du rejet de matières *filantes* et *glaireuses*. Les complications sont très nombreuses. L'agent *pathogène réside* surtout dans ces *matières*: il faudra donc les détruire immédiatement. L'isolement du malade est de rigueur absolue, même lorsqu'il est atteint légèrement et l'isolement sera continué jusqu'à la disparition complète de la toux; l'entrée des jardins publics doit être interdite à tout enfant atteint de la coqueluche.

GRIPPE, INFLUENZA. — Cette maladie fut connue de toute antiquité; on suppose qu'elle nous est venue d'Asie; elle envahit l'Occident en 1580, elle fit de grands ravages en France et dans d'autres contrées il y a quelques années; cependant il faut dire que dans la grande majorité des cas; elle revêt un caractère moins grave.

La grippe est caractérisée par les symptômes suivants : courbature, douleurs *contusives* dans les membres, céphalalgie assez violente, parfois épistaxis. — La fièvre est irrigulière : on observe du larmoiement ; la voix est rauque, la toux devient quintèuse et très tenace dans bien des cas. Dans les formes légères, la guérison a lieu dans l'espace de 10 jours. — Dans les cas plus sérieux, il y a du délire, un état syncopal très pénible et des désordres graves du côté des voies respiratoires. Les effets de cette capricieuse maladie se font sentir durant plusieurs années chez un grand nombre de personnes : c'est ce que nous avons observé pendant l'épidémie de 1889 ; elle est épidémique et très contagieuse ; elle se transmet par l'air, par tous les objets qui ont servi au malade et même par les animaux : comme moyen préservatif ne rester en contact avec les malades que peu de temps et avoir soin au préalable de désinfecter la gorge et les fosses nasales avec une solution antiseptique phéniquée par exemple.

TUBERCULOSE. — Cette maladie se produit à tous les âges, sous tous les climats et dans tous les pays ; elle est contagieuse, ce qui explique l'énorme proportion dans les décés dus à la phtisie qui fournit tous les ans le cinquième de la mortalité ; rien qu'à Paris elle fait 1200 victimes par an, 150.000 en France. — C'est avec l'alcoolisme, le plus lourd fardeau qui pèse sur nos populations, elle est causée par un bacille, découvert en 1882 par Robert Koch ; il pénètre dans l'organisme par le canal digestif,

par l'air inspiré, par la peau et les muqueuses à la
suite de piqûres, de blessures, d'excoriations diverses.
— Tout le monde heureusement n'est pas apte à contracter cette affection, il y a la question de terrain et
c'est elle qui doit occuper la place importante dans
la discussion. — Pidoux avait dit que la tuberculose
est la suite de la *Misère physiologique* ; cela revient à
dire que les microbes ont d'autant plus de prise sur
nous que l'organisme est plus affaibli, que les mau-
vaises conditions hygiéniques, la mauvaise alimentation, le défaut d'air respirable, de lumière et d'espace,
la malpropreté, ont réduit la résistance organique à son
minimum. — C'est ainsi que les personnes débilitées,
surmenées, convalescentes de certaines maladies, y
sont plus sujettes que les autres — ainsi que les des-
cendants des tuberculeux, des alcooliques ; mais il est
possible *d'amender* le terrain, de le rendre réfractaire
à la maladie, de le mettre tout au moins en état de
se défendre efficacement contre l'invasion micro-
bienne. — Au moindre rhume, à la moindre bron-
chite prendre immédiatement toutes les précautions
hygiéniques nécessaires et suivre un traitement qui
devra amener la guérison le plus *rapidement* possible,
un rhume négligé ou qui s'éternise pouvant avoir
les plus graves conséquences.

Comme le parasite de la tuberculose peut se ren-
contrer dans le lait, la *chair* et le sang de certains
animaux, bœuf, vache, volaille, lapin, on devra s'en
abstenir ou tout au moins en faire usage que bouillies
ou bien cuites.

Ce sont surtout les *crachats* qui sont les propagateurs de la maladie ainsi que le pus et les mucosités desséchées et les autres objets sur lesquels la bacille a pu être déposé. — Toute personne atteinte de tuberculose s'abstiendra de cracher par terre ; elle devra s'habituer à se servir d'un crachoir ou d'un mouchoir qui devront être désinfectés ou brulés dans *le plus bref délai ;* ces mesures préventives qui intéressent le plus grand nombre ne sont pas très pratiques, j'en conviens, mais enfin elles habituent peu à peu le public à prendre des précautions ; on devra interdire l'accès de l'école à tout enfant et à tout adulte reconnu tuberculeux. — Il y a également danger de laisser ces pauvres malades se promener dans les jardins publics où les enfants peuvent s'infecter en portant à la bouche, ou en respirant la poussière des jardins où se trouvent tant de principes contagieux, celui de la tuberculose en particulier. Le redoutable bacille s'infiltre partout — on a constaté sa présence dans la poussière recueillie sur les murs, sur les corniches d'appartements, sur les tableaux, sur les meubles, sur les tentures, dans les wagons de chemins de fer, dans les omnibus, dans les hôtels, dans la poussière des rues, dans les *livres* . — Il est en effet démontré que le danger de l'infection qui nous vient par les livres qui ont passé par les mains de tuberculeux existe réellement. Voici un exemple qu'il est bon de mettre sous les yeux de nos lecteurs. *Vingt* commis employés dans le bureau de santé à Lousing (capital de Michigan), tombèrent successivement malades et moururent de la tuberculose pulmonaire. On examina à l'aide de procédés bactériologiques les livres et autres papiers manipulés par ces employés, on y trouva une grande quantité de bacilles de Koch. — Les recherches ultérieures démontrèrent que l'infection initiale datait du temps où *un* des commis, reconnu tuberculeux, avait travaillé dans le bureau : cet homme avait l'habitude de tourner les feuilles des livres avec les doigts mouillés de salive. — Il est certain qu'un tuberculeux courbé sur un livre pendant quelque temps soit pour lire ou écrire, peut en toussant, en éternuant, même en parlant à haute voix, y laisser des microbes qui garderont leur virulence très longtemps sur les feuilles du volume.

Les livres loués au public peuvent également offrir les mêmes dangers.

Le Conseil sanitaire de Newcastle Dupon-Tyne, guidé par cette idée, a prescrit aux libraires de ne laisser circuler leurs livres qu'avec un billet *attestant* qu'ils ont été désinfectés ! Et les cartes à jouer? surtout celles qui sont en usage dans certains cafés de 4ᵉ et 5ᵉ ordre, pense-t-on qu'elles soient plus inoffensives ?

Il est une catégorie très intéressante de lecteurs qui se trouvent continuellement exposés au même péril ; ce sont les élèves des lycées et des *écoles*. Dans les lycées, les élèves internes ne sont pas propriétaires de leur livres de classe. — Il y a une bibliothèque générale où sont placés par classe tous les livres à l'usage des pensionnaires, — en quittant une classe ils transmettent à ceux qui les remplacent les livres dont ils se sont servi. Ces livres salis, souillés, maculés par plusieurs générations se succèdant dans une même classe, peuvent devenir les véhicules de toutes sortes de microbes. Il en va de même dans les écoles primaires publiques, dans les grandes villes surtout, comme Paris, Lyon, Bordeaux, etc., où les fournitures sont *gratuites*, depuis que l'enseignement est obligatoire.

Des expériences faites il y a quelques années ont démontré que ce sont plus particulièrement les *coins* des pages que l'on a là fâcheuse habitude de tourner avec les doigts mouillés de salive qui sont contaminés. — Il y a là un des agents les plus fréquents de propagation des maladies contagieuses dont nous parlons plus haut, notamment la scarlatine, la variole, la diphtérie et la tuberculose. — Mieux vaudrait assurément que chaque enfant achetât ses livres et les conservât ; les internats auraient au moins écarté un des modes assez fréquents de contagion. — On me répondra qu'il est possible de prévenir le danger par la désinfection. Qui oserait l'affirmer ! Il faudrait en tout cas désinfecter *chaque feuillet* des livres, opération qui n'est pas des plus commodes : mais quand les livres sont absolument suspects, quand une épidémie a passé par un établissement, il ne faut pas hésiter à recourir à la désinfection radicale par excellence : le feu.

Méningite cérébro-spinale (typhus cérébro-spinal).
— Maladie grave, caractérisée par l'inflammation simultanée des enveloppes du cerveau et de la moelle ; elle est *infectieuse* et *contagieuse* ; elle frappe surtout les enfants et les recrues militaires. — La maladie est contagieuse 15 jours après la guérison ; on devra donc prendre les plus grandes précautions lorsqu'on se trouvera en présence des convalescents que l'on rencontre dans les jardins publics et qui peuvent, sans s'en douter, semer la contagion autour d'eux ; rien n'est plus pernicieux à ce point de vue, de remuer la poussière qui contient le germe de plus d'une maladie infectieuse, comme je l'ai dit plus haut. La terre des jardins publics et des rues, surtout dans les grandes villes, est toujours plus ou moins souillée. Les enfants ne devraient *jamais y toucher*.

La maladie débute par des frissons et de la fièvre et un violent mal de tête.

L'Érysipèle est une maladie contagieuse, souvent épidémique. La moindre plaie, écorchure ou érosion de la peau suffisent pour permettre à l'agent infectieux d'entrer dans l'organisme et d'y produire des frissons, vomissements, fièvre, etc.

Ne jamais négliger de nettoyer avec une solution antiseptique les plaies, éraflures que les enfants se font si souvent en jouant ; les isoler en tout cas de toute personne atteinte d'érysipèle, est une pratique fort sage.

La Psittachose. — La transmission de cette maladie pouvant se faire à l'enfant, il importe de prendre
les plus grandes précautions vis-à-vis des perruches
malades dont les *excréments* renferment le microbe
du mal; tenir la cage dans un état de propreté rigou-
reux et si l'animal vient à mourir, il ne faut pas
hésiter à brûler et la cage et l'oiseau.

V

MALADIES CONTAGIEUSES DES YEUX

Il y a surtout quatre variétés d'affections oculaires qui atteignent les enfants des écoles :

1° La Conjonctivite catarrhale ; 2° La Conjonctivite phlycténulaire ; 3° L'Ophthalmie granuleuse ; 4° La Conjonctivite papillaire. — La première est *très contagieuse*, la seconde l'est moins : elle se manifeste surtout chez les enfants lymphatiques-strumeux porteurs des croûtes d'impétigo de la face ou du cuir chevelu.

Dans celle-ci, il n'y a pas de pus, ce sont des larmes qui viennent baigner l'œil. Le médicament qui réussit le mieux dans la conjonctivite catarrhale, c'est le nitrate d'argent en instillation. On devra éloigner l'enfant de l'école jusqu'à sa complète guérison. L'enfant atteint de la conjonctivite phlycténulaire peut être conservé à l'école. Ce qu'il faut retenir c'est que tout enfant dont les yeux sécréteront du *pus*, devra *immédiatement* être renvoyé de l'école avec re-

commandation expresse de le faire soigner énergi-
quement.

La contagion est assez fréquente dans les écoles.
MM. les instituteurs et Mᵐᵉˢ les *institutrices surtout*,
devront exercer une surveillance toute particulière
à ce point de vue.

VI

MALADIES PARASITAIRES

TEIGNES. — La chevelure joue un rôle important au point de vue de l'hygiène pratique et de la physiologie ; elle protège le crâne contre les intempéries des saisons et contre la trop grande chaleur, contre les corps étrangers qui peuvent blesser le cuir chevelu ; il faut la débarrasser chaque jour des produits épidermiques qui s'y accumulent ainsi que des poussières qui viennent du dehors, des usines, des ateliers, etc. On ne doit pas se laver la tête à l'eau simple, car les cheveux conservent longtemps l'humidité qui leur est très préjudiciable. On devra faire usage d'une eau alcoolisée, qui fortifie le bulbe pileux. Je ne conseille pas de faire couper les cheveux trop courts, cette pratique prédispose aux maux d'yeux ou de gorge et d'oreilles, aux névralgies.

L'usage des frisures est contraire aux règles de l'hygiène, la chaleur du fer modifiant peu à peu la texture du cheveu et finissant par en *causer la mort*. L'usage des huiles parfumées et légèrement antiseptiques, telles que celles que nous préconisons, ont pour effet d'assouplir les cheveux en leur donnant plus de vitalité.

Les pellicules de la tête dues au pityriasis sont très connues ; elles cèdent facilement à des lotions savonneuses suivies du traitement local suivant : calomel, 4 grammes ; axonge, 30 grammes. Voir pour plus de détails le volume XVIII de la série. On devra inspecter la tête des enfants le plus souvent possible et leur interdire l'accès de l'école dès que l'on aura reconnu sur leur tête la moindre trace d'une maladie contagieuse.

C'est par les coiffures, les peignes et les brosses que se transmettent les teignes dans les écoles et dans les familles et rien n'est plus répugnant que cette maladie. On devra se conformer aux prescriptions suivantes : Les enfants des deux sexes devront porter les cheveux courts ; chaque enfant, lorsqu'il est en pension, devra avoir une brosse, un peigne *exclusivement* pour son usage.

Les teignes sont dues à des parasites végétaux microscopiques, qui se reproduisent avec une grande facilité et qu'il faut détruire au plus vite.

La teigne faveuse est extrêmement contagieuse ; elle débute par des élevures grosses comme des têtes d'épingle qui se concrètent bientôt en *croûtes jaunes* en forme de godet. Elles se réunissent bientôt et recouvrent le cuir chevelu tout entier ; il s'en exhale une odeur fétide ; les cheveux tombent et le malade reste *chauve* le plus souvent.

Dans la TEIGNE TONSURANTE, on observe sur le cuir chevelu des plaques arrondies produisant de la démangeaison ; à leur niveau les cheveux ne tardent pas à s'atrophier, se cassent très près de la surface cutanée et ressemblent tout à fait à une tonsure qui n'aurait pas été rasée depuis plusieurs jours.

LA PELADE est caractérisée par la chute des cheveux en différentes parties de la tête sur une étendue variable, laissant la peau lisse et très blanche.

La pelade peut passer inaperçue, cachée dans l'épaisseur des cheveux. La contagion est facile et est produite par les coiffures, les peignes et les brosses qui ont servi au peladeux; inutile de dire qu'il faut isoler les enfants atteints, faire le vide autour d'eux. Nous devons ajouter que de l'avis de certains auteurs, il existe une pelade non contagieuse, dite nerveuse ! La pelade semble ne se développer que sur des terrains spéciaux ; elle se déclare souvent après un surmenage intellectuel, des chagrins, dépression morale, etc.

GALE. — La gale est une maladie contagieuse caractérisée par de petites vésicules transparentes et prurigineuses et par un sillon sous-épidermique qui vient y aboutir ; c'est au fond de ce sillon qu'il a creusé, que se tient un petit insecte de la classe des arachnides, le sarcopte de la gale. La contagion s'opère par le contact immédiat ou bien par les objets qui ont été touchés par les galeux. C'est ainsi que Napoléon Ier la contracta et la transmit, dit-on, à d'autres, si l'on s'en rapporte au quatrain suivant attribué à Rouget de L'Isle :

> J'ai vu le grand consul, il fera tout pour moi.
> Oh ! sa bonté n'a pas d'égale,
> Il m'a serré la main, m'a promis un emploi,
> Le lendemain, j'avais la gale.

L'ACARE peut vivre en effet très longtemps hors du corps humain. Le prurit est ce qu'il y a de plus incommode. Le traitement est simple, il a pour base les bains et l'emploi d'une pommade soufrée spéciale, le tout précédé d'une vigoureuse friction au savon noir.

L'HERPÈS CIRCINÉ est caractérisé par de très petites vésicules s'élevant sur un fond rouge et formant des anneaux dont le centre est intact ; il siège habituellement sur les bras, la face et le cou des enfants dont la peau est fine et délicate. Tout enfant atteint de cette sorte d'herpès devra être éloigné de la classe.

L'IMPÉTIGO est extrêmement fréquent chez l'enfant ; il est contagieux, il siège sur la face, le cuir chevelu, les oreilles.

VII

SOINS DENTAIRES

Je serai très bref sur ce point, car on trouvera dans la série des *Comment on défend*, les meilleurs conseils à ce sujet. Je dirai seulement qu'il faut habituer de bonne heure l'enfant et le public à considérer chaque dent comme un organe très précieux qui exige un soin tout particulier. C'est pour cette raison qu'au dernier Congrès j'ai insisté dans un rapport sur l'urgence d'un enseignement et d'une inspection dentaires dans tous les établissements d'instruction publics et privés. C'est incontestablement dans les années scolaires que les dents demandent le plus de soins. Il faut que tous en soient bien convaincus. La carie, dont les complications peuvent être très graves, est très répandue chez les enfants, c'est à la *prévenir* que nous devons nous appliquer. L'entretien de la bouche et des dents comprend plusieurs indications dont la principale est d'empêcher ce milieu de devenir comme un laboratoire de culture de microorganismes qui y pullulent. C'est ici que l'antiseptie doit jouer un rôle prépondérant.

———

VIII

MALADIES PAR IMITATION

Il me reste à parler de certaines affections qui deviennent contagieuses par imitation, ce sont : l'épilepsie, *l'hystérie* et la *chorée*.

L'Epilepsie est une névrose revenant à intervalles plus ou moins éloignés. On distingue le *vertige* épileptique qui est très fugitif et l'*attaque convulsive* ou grand mal. Le vertige consiste en des *absences* ; il est rare que le malade tombe ; il s'arrête court au milieu d'une phrase et reprend la suite au bout de *quelques secondes*.

Le grand mal, au contraire, est caractérisé par des attaques subites avec perte de connaissance prolongée et des mouvements convulsifs saccadés, parfois très violents ; le plus souvent, le malade se mord la langue et l'on voit entre ses lèvres une écume sanguinolente.

L'Hystérie est rare chez l'homme ; elle constitue

un ensemble de troubles nerveux très nombreux. Le caractère est mobile, capricieux difficile, extravagant parfois. Le malade pleure pour des motifs les plus futiles ; il accuse des sensations bizarres dans la tête, les membres, etc., il est sujet à des *attaques convulsives* avec mouvements violents, désordonnés, cris, rires convulsifs, toux particulière, etc.

CHORÉE OU DANSE DE SAINT-GUY. — Cette affection est presque spéciale à l'enfance ; elle consiste dans des mouvements irréguliers, désordonnés, qui peuvent envahir tout le corps ou se borner aux membres, au cou, à la face ; le petit malade ne peut rester en repos ; il fait des grimaces qui lui attirent injustement des remontrances qui ont plutôt pour effet d'accentuer le mal. On est quelquefois obligé de faire boire et manger le choréique. Quand la maladie est arrivée à ce degré, il est évident que l'enfant est incapable d'aller à l'école. Tout à fait au début, ce sont de simples contorsions involontaires dans les membres, des tics de la face, des mouvements saccadés ; même dans cette période, les enfants atteints devront être exclus de l'école. Les petites filles y sont plus sujettes que les garçons.

IX

MESURES SANITAIRES

L'administration préfectorale a résumé dans une circulaire envoyée au Directeur de l'Enseignement primaire de la Seine, les mesures nécessaires à prendre contre les maladies contagieuses : en première ligne, elle recommande l'eau de *source*, si celle-ci venait à manquer, l'eau devra être filtrée ou mieux *bouillie*. Toutes les matières *usées* doivent être évacuées à l'égoût ; les cabinets d'aisance devront être éloignés des classes et à parois *étanches*. Aération des classes au moins deux fois par jour. On devra mettre en usage la sciure imprégnée d'un liquide antiseptique pour nettoyer le sol et les résidus du balayage seront brûlés.

Lorsque plusieurs élèves seront reconnus atteints de maladies contagieuses, le licenciement de l'école s'impose. Tout enfant indisposé sera immédiatement éloigné de l'école. En cas de maladie contagieuse, il faut procéder à une désinfection complète le plus tôt possible. Une instruction précise sera adressée aux parents de tout enfant malade et l'autorité devra s'informer si elles sont suivies scrupuleusement ; cette mesure ne saurait être vexatoire, car il y a là un intérêt général devant lequel s'efface toute autre considération. Dans le cas où les parents ne seraient pas en état d'exécuter ces utiles recommandations, le gouvernement devra s'assurer de locaux spéciaux où ces enfants pourraient être dirigés momentanément. Défense sera faite aux parents qui ont un des leurs affectés de maladie contagieuse d'envoyer les autres enfants à l'école, tant qu'il ne sera pas guéri et que les mesures de désinfection dont nous avons parlé n'auront pas été exécutées.

X

INSPECTION MÉDICALE, ENSEIGNEMENT DE L'HYGIÈNE

Je termine en formulant un vœu, et ce n'est pas la première fois, c'est d'instituer dans *tous* nos établissements d'instruction, aussi bien à la ville qu'à la campagne, une *inspection médicale* sérieuse et un enseignement *hygiénique pratique*.

Les inspecteurs de l'enseignement public ainsi que les délégués cantonaux, veillent sans doute avec vigilance sur nos écoliers. Mais ils n'ont pas, au point de vue sanitaire, la compétence nécessaire, je parle de ceux qui ne sont pas médecins, bien entendu; et pour faire cette inspection, c'est précisément cette aptitude spéciale qui est indispensable.

Le comité consultatif d'hygiène et de salubrité a reconnu depuis longtemps l'opportunité de cette inspection, affirmant qu'elle *doit* s'exercer dans les écoles primaires publiques et *privées*. Elle fonctionne à Paris et dans quelques autres grandes villes de France, mais elle ne vise pas les écoles libres.

Je voudrais que cette inspection établie sur de *nouvelles bases*, s'étendît aux écoles libres où la contagion peut, comme on l'a vu récemment dans un grand établissement de Paris, déterminer les plus grands dangers, non seulement pour la maison d'éducation elle-même mais pour le dehors.

Rien qu'à Paris il y a plus de 100,000 enfants dans les écoles libres qui échappent à un examen hygiénique sérieux, et pourtant dans l'intérêt des familles, dans l'intérêt général, il est de *toute nécessité* qu'une enquête minitieuse soit faite dans tous ces établissements, qu'ils soient publics ou privés, parce que dans ces milieux différents, la *même cause* de contagion peut à un moment donné avoir les plus déplorables conséquences.

Je voudrais aussi que le médecin-inspecteur, *recruté* comme je l'ai dit ailleurs, puisse contrôler à domicile l'état des enfants que la maladie éloigne de l'école, à moins qu'il n'ait entre les mains un certificat du médecin traitant qui l'éclaire suffisamment sur la nature de l'affection et lui permette de prendre des mesures sanitaires suivant le cas. Le rapport *verbal* des parents à l'instituteur et de ce dernier au médecin inspecteur ne saurait suffire. Le médecin inspecteur devra fournir un rapport au *moins mensuellement* et y consigner en même temps les états morbides *non contagieux* qu'il aura constatés chez les enfants; il indiquera aussi le genre et la durée des études qui conviennent le mieux à chaque enfant au point de vue de son état constitutionnel. On verrait moins souvent le travail cérébral excéder les forces physiques et jeter dans la lutte si âpre pour la vie, tant de déclassés qui mieux orientés dans leurs études auraient pu se faire aisément une situation plus en rapport avec leurs aptitudes réelles.

Jules Ferry s'est efforcé de faire exécuter la loi de 1886 et le décret organique du 18 janvier 1887, relatifs à l'inspection médicale dans les écoles. Il s'est heurté à cette force d'inertie budgétaire dont on n'a pu triompher jusqu'à ce jour et qui paralyse les meilleures intentions ; et pourtant c'est un devoir urgent à remplir et il répond à des préoccupations *affligeantes* sur l'avenir de notre pays.

L'enseignement de l'hygiène n'est pas moins urgent, tous le reconnaissent ; c'est par le livre et par l'exemple que nous pourrons inculquer à nos enfants les principes indispensables de l'hygiène et de la prophylaxie des maladies transmissibles ; les Puissances voisines, l'Allemagne, la Bavière notamment, ont réalisé depuis longtemps ces améliorations. L'inspecteur médical en Allemagne touche 1250 francs par an ; il a 1700 élèves à surveiller et doit faire tous les 15 jours un examen de *deux heures* dans chaque école ; chaque enfant reçoit un livret scolaire qu'il conserve durant sa vie scolaire et doit subir un *examen médicale avant son entrée à l'école.*

L'enseignement de l'*hygiène* et l'*inspection médicale* des écoles doivent marcher de pair, je pense que l'organisation d'un service si utile ne saurait être plus longtemps ajourné chez nous.

Depuis un quart de siècle nous sommes heureux de le proclamer, on a fait beaucoup pour l'enseignement, surtout pour l'instruction primaire; il reste énormement à faire, surtout à la *campagne*, quant à l'hygiène scolaire. La France manquerait gravement à son devoir et méconnaîtrait les immenses progrès accomplis, si elle persistait à ne point vouloir combler cette lacune.

BIBLIOTHÈQUE NATIONALE R.F. IMPRIMÉS

TABLE DES MATIÉRES

CHATEAUROUX, IMP. P. LANGLOIS ET Cie

COMMENT ON DEFEND

SA GORGE

La Lutte contre les Angines

PAR

Le Dr FAIRE

Professeur suppléant à l'École de Médecine de Poitiers
Médecin spécialiste consultant à Luchon

Brochure in-8......................... **1** *franc.*

Dans cet opuscule, nº 47 des *Comment on défend*, l'auteur s'est efforcé de résumer tous les travaux qui commandent, à l'heure actuelle, le traitement des inflammations aiguës ou chroniques de la gorge. Après les considérations anatomo-physiologiques nécessaires à l'intelligence de la partie clinique, la question de l'hypertrophie des amygdales palatines et des végétations adénoïdes est envisagée d'une façon toute spéciale avec les indications et le mode opératoire afférents à chaque âge ou à chaque variété.

Envoi franco de ce volume contre un mandat ou bon de poste de **un franc,** *adressé à M. le Directeur de l'Édition Médicale Mutuelle, 29, rue de Seine, Paris.*

Vient de paraître sous le nom de

« COMMENT ON DÉFEND »

Une série de monographies destinées à apprendre à mener le bon combat contre les maladies ou les incommodités auxquelles nous payons tous un plus ou moins fort tribu.

Dans ces brochures destinées à être mises entre les mains des praticiens, on a su éviter l'écueil dans lequel tombent trop souvent les livres de médecine qui prétendent s'adresser à la masse, celui de faire plus de mal que de bien à ceux qui les liront; c'est un éloge qu'on ne peut faire à tous. Ecrits avec clarté, dans un style simple, sans grands mots scientifiques, ces petits volumes nous apprennent *les méthodes de traitement les plus récentes et les mieux établies*; ce sont des guides pour la conservation de la santé; en un mot, ce sont préceptes d'hygiène et d'excellente hygiène. *(Trib. Médicale.)*

Dr LABORDE, membre de l'Académie de Médecine.

NOTA. — Chaque volume indique pour chaque maladie ce *qu'il faut faire* et ce qu'il ne faut pas faire.

COMMENT ON SE DÉFEND

CONTRE

LA DOULEUR

LA LUTTE VICTORIEUSE

contre la Souffrance dans la plupart des Maux

PAR LE **Dr Henry LABONNE**

Licencié ès-sciences, ancien interne des hôpitaux de Paris,
Officier de l'instruction publique

Brochure in-8 .... **1 franc**

L'auteur ne s'est pas proposé d'ajouter un nouveau numéro aux nombreux catéchismes des premiers secours en cas d'accidents, opuscules dans lesquels la banalité le dispute à la répétition ; il a fait tout autre chose. Son manuel, fort original, ne vise que le seul symptôme, *Douleur !*

Chacune des maladies capables de torturer la pauvre humanité, est passée en revue par lettre alphabétique et pour chaque souffrance, le Dr H. LABONNE, qui est au courant de l'arsenal thérapeutique, a indiqué le remède palliatif immédiat, la médication la plus énergique : soulageons d'abord et nous verrons ensuite à guérir. J'affirme hautement que ce volume doit être placé à la meilleure place dans la bibliothèque de la famille et que médecins ou pharmaciens seront heureux de le consulter, toujours avec fruit, pour ainsi dire à chaque instant.

[Cachet : BIBLIOTHÈQUE NATIONALE]

www.ingramcontent.com/pod-product-compliance
Ingram Content Group UK Ltd.
Pitfield, Milton Keynes, MK11 3LW, UK
UKHW020033100726
13658UKWH00003B/1294